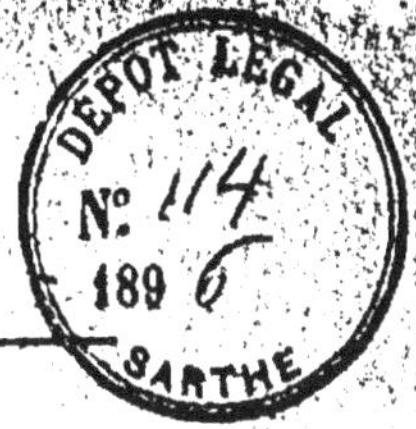

CONTRIBUTION A L'ÉTUDE

DE

L'ECTROPION NON CICATRICIEL

(PATHOGÉNIE — TRAITEMENT)

PAR

Le Docteur ROQUES

DE LA FACULTÉ DE PARIS

ANCIEN EXTERNE DES HÔPITAUX

ASSISTANT D'OPHTALMOLOGIE A LA POLYCLINIQUE DE L'HÔPITAL INTERNATIONAL

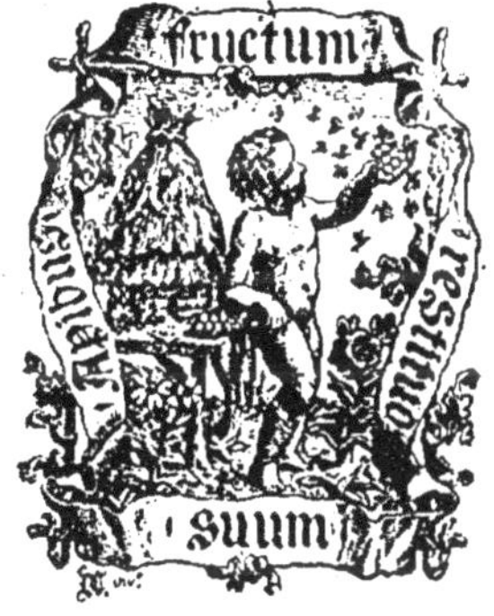

PARIS

SOCIÉTÉ D'ÉDITIONS SCIENTIFIQUES

PLACE L'ÉCOLE DE MÉDECINE

4, RUE ANTOINE-DUBOIS, 4

—

1896

CONTRIBUTION A L'ÉTUDE

DE

L'ECTROPION NON CICATRICIEL

(Pathogénie — Traitement)

BIBLIOTHÈQUE GÉNÉRALE DE MÉDECINE

CONTRIBUTION A L'ÉTUDE

DE

L'ECTROPION NON CICATRICIEL

(PATHOGÉNIE — TRAITEMENT)

PAR

Le Docteur ROQUES

DE LA FACULTÉ DE PARIS

ANCIEN EXTERNE DES HÔPITAUX

ASSISTANT D'OPHTALMOLOGIE A LA POLYCLINIQUE DE L'HÔPITAL INTERNATIONAL

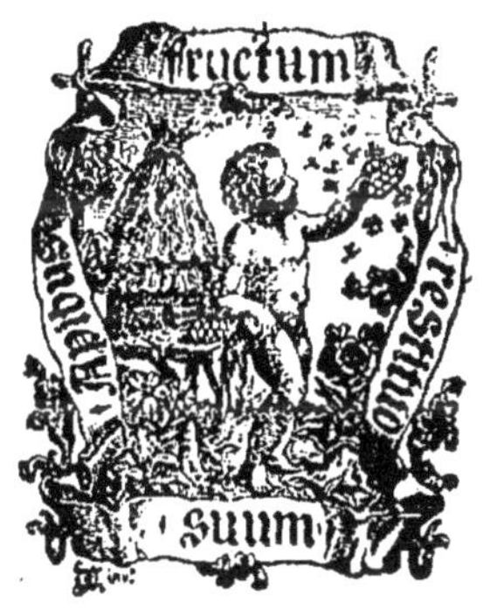

PARIS

SOCIÉTÉ D'ÉDITIONS SCIENTIFIQUES

PLACE DE L'ÉCOLE DE MÉDECINE

4, RUE ANTOINE-DUBOIS, 4

1896

CONTRIBUTION A L'ÉTUDE

DE

L'ECTROPION NON CICATRICIEL

(PATHOGÉNIE — TRAITEMENT)

INTRODUCTION

Tous les auteurs qui se sont occupés de l'étude de l'ectropion sont d'avis que cette affection, très commune, doit être traitée énergiquement, afin d'éviter les complications qui, malheureusement trop fréquentes, peuvent entraîner une perte plus ou moins complète de la vision. Des modifications favorables peuvent-elles être apportées avec le temps à cette maladie, ou bien va-t-elle en s'aggravant ? Verneuil, devant la Société de Chirurgie, avait parfaitement élucidé ce point. Non seulement la paupière a une tendance continuelle à se renverser, mais si cette déviation n'est pas traitée, il survient des conjonctivites tenaces, des douleurs circumorbitaires assez vives et des ulcérations de la cornée dont les conséquences peuvent être des plus graves.

« Il n'est pas de maladies, dit de Wecker, qui aient donné lieu à tant de procédés opératoires que l'ectropion, mais il n'y en a guère qui replacent la paupière dans sa condition normale et combattent sa difformité. C'est pourquoi ils sont insuffisants ou inefficaces. »

C'est bien là l'opinion de la plupart des ophtalmologistes au sujet des nombreux traitements dirigés contre l'ectropion. Aussi avons-nous été frappé, lorsqu'en suivant la clinique de M. le docteur Jocqs, nous avons vu les résultats surprenants que donnaient les cautérisations verticales au moyen du thermocautère. C'est la vue de ces succès qui nous a donné l'idée de choisir cette question pour en faire le sujet de notre thèse inaugurale.

Ce traitement nous ayant fait découvrir ce point intéressant de pathogénie, que la parésie est la cause initiale de tout ectropion chronique, nous ne nous occuperons spécialement que de ces deux chapitres, n'ayant d'autre but que d'essayer de mettre en lumière quelques considérations nouvelles qui s'y rapportent.

Cette tâche nous a été rendue facile par les nombreuses indications que M. le docteur Jocqs a bien voulu nous fournir. Il nous a aussi initié à l'étude de l'ophtalmologie et nous a donné des marques constantes de sa bienveillante affection ; nous sommes heureux de lui témoigner toute notre reconnaissance.

Mais avant d'aborder notre sujet, nous estimons de notre devoir d'adresser nos sincères remerciements à tous les maîtres qui nous ont appris à connaître et à aimer la médecine.

Nous adresserons d'abord un hommage à la mémoire du regretté professeur Peter, qui fut notre premier maître.

Nous devons une reconnaissance toute particulière à MM. Gombault et Lucas-Championnière, pour leur bienveillant accueil pendant l'année d'externat que nous avons passée dans leur service.

Nous gardons le meilleur souvenir de nos autres maîtres dans les hôpitaux, MM. Quénu, Netter, Chauffard, Maygrier et Tarnier ; nous remercions M. le docteur de Spéville, d'avoir bien voulu nous communiquer une observation inédite.

M. le professeur Duplay nous a fait l'honneur d'accepter la présidence de notre thèse, nous lui en avons une profonde reconnaissance.

DE L'ECTROPION. PATHOGÉNIE

L'ectropion est le renversement de la paupière en dehors. Il peut être simple ou double, atteindre un seul œil ou les deux yeux en même temps, présenter des degrés divers et de nombreuses variétés d'aspect.

Cette affection, très fréquente, siège principalement sur la paupière inférieure.

La paupière peut être considérée comme étant dans une direction verticale par rapport au globe de l'œil ; dans l'ectropion, elle tend à quitter cette position, s'incline de plus en plus en dehors et forme avec le plan du globe oculaire des angles variables.

Les points lacrymaux, normalement, sont invisibles ; ils sont rejetés en arrière et se trouvent constamment en contact immédiat avec le lac lacrymal. Lorsque, par l'inspection directe, sans qu'il soit nécessaire de faire basculer le tarse en dehors on peut les apercevoir, il y a *éversion* du canalicule, premier degré de l'ectropion. Si la paupière forme un angle aigu avec le plan du globe de l'œil, l'ectropion est *incomplet ;* il est *complet,* si elle est tellement abaissée qu'elle arrive à se confondre avec ce même plan. Il peut même quelquefois arriver que ce plan soit dépassé par un renversement encore plus considérable.

A l'état normal, les deux paupières forment, par leur union aux deux angles de l'œil, une ouverture ovalaire, la fente palpébrale, mais qui disparaît complètement, lorsque par suite de la contraction des fibres du muscle orbiculaire, dans l'occlusion de l'œil, elles viennent s'adapter parfaitement l'une à l'autre par leur bord libre ; elles sont ainsi pour le globe oculaire un organe de protection contre les agents extérieurs.

Il n'en est plus de même si les deux paupières ou même l'une d'elles sont atteintes d'ectropion ; suivant le degré de l'affection, surviennent des modifications plus ou moins notables. Les deux bords libres des paupières ne pouvant plus se rejoindre par suite de l'inertie qui atteint leur muscle constricteur, il en résulte un danger permanent pour l'organe de la vision.

Cette atonie musculaire entraîne une absence de clignement, mouvement se produisant le plus souvent indépendamment de la volonté et ayant pour but essentiel de faire cheminer vers le lac lacrymal les larmes versées sur toute la surface de la conjonctive. Richet, dans son *Traité d'anatomie médico-chirur-gicale*, insiste sur ce point : « Cette fonction des paupières est si nécessaire qu'il serait impossible de rester plus d'une minute sans faire ce qu'on appelle cliniquement le clignement. Elle est d'ailleurs tellement indispensable à l'intégrité de l'appareil de la vision, qu'après sa destruction la portion de la cornée qui ne peut se cacher sous les replis conjonctivaux qui les remplacent et reste exposée au contact de l'air, se trouble, s'ulcère et se perfore, ce qui entraîne la perte de l'œil. » Il s'ensuit une immobilité presque complète de cet appareil ; d'autre part, l'ectropion ayant pour effet de faire disparaître le cul-de-sac conjonctival qui a pour fonction de retenir les larmes et de les faire cheminer vers le sac lacrymal, celles-ci n'ont plus aucune tendance à se porter vers l'angle interne de l'œil ; elles s'écoulent le long de la joue et cet écoulement sera d'autant plus abondant qu'il existera une éversion plus considérable des points lacrymaux.

L'irritation sans cesse croissante de la conjonctive exposée au contact de l'air amènera en même temps une hypersécrétion incessante des larmes, hypersécrétion qui pourra avoir pour conséquence un érythème de la paupière inférieure et même de la joue ; l'épiderme peut se ramollir et donner lieu à des érosions dont la cicatrisation ne fera qu'augmenter l'ectropion existant déjà.

Ce manque de coaptation, qui ne disparaît même pas pendant le sommeil, laisse à découvert une grande partie de la conjonctive qui se trouve ainsi en contact constant avec l'air et les poussières atmosphériques. Cette membrane ne tarde pas à devenir le siège de rougeurs, de conjonctivites tenaces qui, le plus souvent, se limitent à la partie palpébrale où on peut distinguer une injection considérable des vaisseaux.

La cornée elle-même perd de sa transparence ; elle donne naissance à des douleurs circumorbitaires très vives et continues et produit des ulcérations dont les conséquences peuvent entraîner une perte plus ou moins complète de la vision.

Les suites de cette affection peuvent, on le voit, donner lieu à un état assez grave. Heureusement, cette forme grave ne se présente pas chez tous les malades. On voit, en effet, très souvent des gens atteints d'ectropion depuis de longues années ne se plaindre que de la gêne occasionnée par l'écoulement continu des larmes. Nous donnons plus loin l'observation d'un malade âgé de 56 ans, atteint d'ectropion congénital, ayant des douleurs périorbitaires assez vives, mais ne possédant aucune altération des tissus de l'œil. C'est que « d'une part, les mouvements du globe oculaire opérés par les muscles propres suppléent en partie au clignement ; d'autre part, les malades avertis par leur instinct y suppléent aussi en relevant de temps en temps avec leurs doigts la paupière paralysée pour en frotter la surface de l'œil ». (Trousseau. *Clin. méd.*, t. II, p. 339.)

Avant de signaler les diverses variétés d'ectropion et de décrire celles dont nous nous sommes proposé de nous occuper spécialement, il nous a paru indispensable, pour la compréhension facile de ce travail, de donner un aperçu de l'anatomie de la paupière et principalement des muscles qui président à la formation de l'ectropion ; le muscle orbiculaire et le muscle de Horner.

COUP D'ŒIL SUR L'ANATOMIE DE LA PAUPIÈRE

Des deux faces de la paupière, l'une est cutanée, l'autre muqueuse. Elles logent entre elles une couche musculaire à fibres striées qui forme l'orbiculaire des paupières, muscle qui se trouve lui-même engainé dans deux couches de tissu conjonctif lâche, l'une sous-cutanée, l'autre sous-musculaire. Ces deux couches fort minces, à mailles très larges, délimitent des aréoles qui se laissent distendre avec la plus grande facilité et qui, par ce fait, peuvent fréquemment devenir le siège d'infiltration ; d'où une perte de tonicité remarquable qui, s'accompagnant d'une parésie de la couche musculaire, sera un adjuvant très favorable au développement d'un ectropion.

La couche musculaire constituée par l'orbiculaire comprend deux portions : une portion palpébrale très mince, avec des fibres musculaires pâles et extensibles répondant aux paupières, et une portion extra-palpébrale ou orbitaire, plus épaisse et plus résistante, en rapport intime avec le pourtour de l'orbite.

A l'angle interne de l'œil est un tendon, appelé tendon de l'orbiculaire, qui joue un rôle très important, puisqu'il donne attache aux fibres de l'orbiculaire qui de ce point se partagent bientôt et, par des directions différentes, se distribuent aux deux paupières pour se rejoindre et se terminer en s'entrecroisant sur la peau de l'angle externe.

Ce tendon est à sa naissance formé de deux bandes fibreuses : l'une, le tendon direct, s'attache à l'apophyse montante du maxillaire supérieur et recouvre le sac lacrymal en avant, le croise de façon à le diviser en deux parties inégales ; l'autre, le tendon réfléchi, s'attache à la crête de l'unguis, passe en arrière du sac lacrymal et rejoint le tendon direct à la partie interne du sac.

De cette réunion il résulte un tendon unique qui se bifurque aussitôt et ses deux branches, l'une supérieure, l'autre inférieure, se rendent aux extrémités correspondantes des deux cartilages tarses.

Le sac lacrymal est donc ainsi compris entre des fibres tendineuses en avant et en arrière.

Presque tous les faisceaux constitutifs de l'orbiculaire s'insèrent sur ce tendon principal ; on voit quelques groupes de fibres prendre naissance sur le rebord du canal nasal, sur l'apophyse orbitaire interne du frontal et même sur les parois du sac lacrymal.

Le muscle orbiculaire a pour action de faire progresser les larmes de l'angle externe de l'œil jusque dans le canal nasal en déterminant par ses contrac-

tions des occlusions successives de l'orifice palpébral. Il préside ainsi à l'acte si important du clignement qui fait défaut dans l'ectropion et dont nous
avons un peu plus haut indiqué le but essentiel. Il
est aidé dans ses fonctions par le muscle de Horner.
C'est un petit faisceau musculaire accolé à la face
postérieure du tendon réfléchi et qui avec lui, s'insère
en dedans sur la crête de l'unguis. Il en suit exactement le trajet, c'est-à-dire qu'il se dirige transversa-
lement vers la commissure interne des paupières,
puis se bifurque aussi en deux petits faisceaux qui
doublent les deux branches du tendon réfléchi et
viennent se terminer derrière les points lacrymaux
après avoir couvert les canalicules lacrymaux à qui
ils forment en arrière comme une sangle con-
tractile.

On voit donc les rapports intimes qui existent
entre le sac lacrymal, les canalicules et les points
lacrymaux avec le muscle de Horner. Par la contraction de ces fibres en rapport avec la face postérieure
du sac sur laquelle il est appliqué il contribue à
faire le vide dans ce réservoir et à favoriser la mi-
gration des larmes dans le canal nasal.

Il a en outre pour action de dilater les canalicules
lacrymaux en attirant en dedans leur paroi postérieure et en maintenant ainsi toujours libre la lumière de ce trajet.

Les points lacrymaux sont de la même façon dirigés en arrière et plongent ainsi constamment dans
le lac lacrymal.

Il est ainsi facile de constater comment une légère parésie de ce muscle, comme il en existe dans les ectropions au début, entraîne le larmoiement par suite de l'aplatissement des canalicules et de la projection en avant des points lacrymaux.

VARIÉTÉS

Il y a lieu de diviser l'ectropion en aigu et chronique. La première variété est, le plus souvent, consécutive à des conjonctives purulentes. Ces ophtalmies donnent lieu à des poussées congestives intenses de la paupière, produisant un œdème considérable de ses deux faces et dont la conséquence est un relâchement très marqué de ses tissus.

Le grand cul-de-sac de la conjonctive est rempli par un abcès qui repousse de plus en plus la paupière en dehors, et celle-ci ne pouvant résister à cette tension, il s'ensuit un ectropion dont la cause est, on le voit, esssentiellement mécanique.

Ces collections purulentes sont parfois très considérables ; aussi se forme-t-il souvent une vaste poche, véritable lac qui peut persister et donner naissance à un ectropion chronique.

On s'accorde à reconnaître trois causes dans la formation de l'ectropion chronique. Le bord palpébral ne quittera le globe de l'œil que s'il existe une sorte de traction qui s'exerce sur lui et cette traction se produit soit parce que le tégument est raccourci ectropion cicatriciel ou cutané), soit par un défaut d'action musculaire dû à une paralysie du muscle orbiculaire (ectropion musculaire lacrymal ou sénile) soit par suite d'une inflammation chronique ou d'une infiltration de la paupière (ectropion muqueux vrai).

Mais nous verrons qu'il existe une variété d'ectropion nettement distincte des deux variétés précédentes avec lesquelles il a été confondu. C'est sur cette forme d'ectropion que nous insisterons tout particuièrement, le procédé de traitement que nous proposons lui étant spécialement applicable.

Il est certain que ces variétés d'ectropions offrent des caractères communs dans les lésions anatomiques, la symptomatologie, la marche ou le traitement mais ils offrent aussi des différences assez notables pour qu'on puisse les décrire séparément.

ECTROPION CICATRICIEL

L'ectropion cicatriciel, première variété de l'ectropion chronique, n'étant pas justiciable de notre procédé de traitement, ne sera pas pour nous l'objet d'une étude particulière.

L'orbiculaire, en effet, n'est pas ici en cause par lui-même ; il n'y a pas de lésions propres de la paupière ; ce n'est pas une entité morbide distincte mais la conséquence d'une lésion voisine qui a englobé la paupière dans son travail de réparation organique. Dans l'ectropion musculaire ou muqueux au contraire, l'anatomie pathologique nous démontre l'existence de lésions variées appartenant en propre à ces voiles membraneux.

Le résultat de la déformation équivaut à une paralysie du muscle, puisque sa portion inférieure, quoique puissante, est placée dans des conditions qui s'opposent à l'exercice de cette puissance.

Il y a dans ce cas une perte plus ou moins grande de substance, surtout dans l'ectropion cutané consécutif aux brulûres, ainsi que des brides cicatricielles qui exercent une traction sur la paupière et qui différencient très nettement cet ectropion accidentel de l'ectropion muqueux ou lacrymal.

Il faut ici refaire un voile palpébral ; dans l'ectro-pion muqueux, il suffit de relever celui qui existe encore.

On s'accorde d'ailleurs à reconnaître qu'il faut à ces deux sortes d'ectropion deux traitements diffé-rents. Panas, dans son paragraphe « Ectropion » du *Traité de médecine et de chirurgie,* sépare nette-ment ces deux sortes de traitements et en fait deux chapitres essentiellement distincts en groupant autour d'eux les diverses méthodes qui réussissent le mieux dans les deux cas.

On comprend que dans l'ectropion cicatriciel la rétraction fibrillaire due à l'emploi du thermocau-tère, ne pourra être d'aucune utilité, car on ne sup-prime pas la cause qui a produit l'ectropion, les brides cicatricielles. Il est donc tout indiqué d'employer ici d'autres modes de traitement et l'autoplastie fournit dans cette variété des résultats très nettement favorables.

ECTROPION MUSCULAIRE

Un défaut d'action musculaire, dû à une paralysie du muscle orbiculaire, constitue la deuxième variété d'ectropion ou ectropion musculaire. Mais il y a lieu de distinguer un ectropion paralytique congénital et un ectropion paralytique simple ordinaire ou sénile.

a) L'ectropion congénital a été rarement remarqué ; on en rencontre dans la science de très rares observations dans lesquelles on s'aperçoit d'ailleurs que ce vice de conformation était accompagné d'autres difformités des paupières ou du globe oculaire. Il existe cependant un ectropion congénital indépendant de toute autre affection de l'organe de la vision, dû à une paralysie du muscle orbiculaire provenant d'une paralysie faciale. Voici du reste une observation, que nous avons recueillie à la clinique de M. le docteur Jocqs, qui dénote l'existence de cette affection :

OBSERVATION I

T .. Jean, 54 ans, vient à la clinique présentant un énorme ectropion de l'œil gauche qui date de sa naissance. La paupière a subi un renversement complet et il existe un larmoiement considérable.

· Ce malade est atteint en même temps d'une paralysie faciale qui est aussi congénitale. Il présente tous les symptômes de cette maladie et a en outre toujours eu une surdité complète de l'oreille gauche avec des douleurs plus ou moins vives dans cette oreille. On sait en effet que l'otite est une complication très fréquente des paralysies faciales. Plusieurs tentatives ont été faites pour redresser cette paupière, tentatives qui n'ont amené aucun résultat; aussi ne veut-il plus entendre parler d'opération et a-t-il refusé de se laisser traiter.

C'est, on le voit, un cas d'ectropion musculaire congénital qui nous paraît probant.

b) L'ectropion paralytique simple ordinaire ou sénile est une affection qui se rencontre chez les vieillards. « Le muscle orbiculaire en effet est fréquemment chez eux dans un état avancé d'atrophie » (de Wecker) ; il peut aussi être facilement mis hors d'action par les tiraillements que la peau et les tissus relâchés exercent sur lui. Si à cette faiblesse sénile, constituée par le relâchement de la peau, l'atrophie du muscle, l'infiltration de la paupière, vient s'ajouter une légère parésie des filets terminaux du facial, on aura toutes les conditions voulues pour produire le renversement de la paupière. Cette sangle que

forment les fibres musculaires de l'orbiculaire par
rapport à ce voile membraneux ayant perdu toute
son action par suite de l'atrophie et de la paralysie,
la paupière ne se trouve plus maintenue, tombe
suivant les lois de la pesanteur et se renverse en
dehors. On ne retrouve pas dans les anciens auteurs,
Celse, Bordenave, Scarpa, etc..., une citation quelconque faisant remonter à la paralysie faciale cette
variété d'ectropion sénile ; ils l'attribuaient à des
causes mécaniques. Plus récemment, tout en recon-
naissant que la paralysie de l'orbiculaire est une
cause très fréquente d'ectropion, les auteurs modernes s'accordent à dire qu'il peut quelquefois survenir sans paralysie.

Denonvilliers et Gosselin s'expriment ainsi : « La
faiblesse ou la paralysie de l'orbiculaire est *quelquefois* suivie d'un ectropion ; en effet, puisque l'action
incessante du muscle a pour effet de maintenir la
paupière inférieure relevée, la diminution ou la ces-
sation de cette action doit permettre le renversement. Ainsi se produit l'ectropion léger dont sont
affectés les vieillards débilités et celui qui arrive
chez les individus atteints depuis longtemps de paralysie faciale. »

Nélaton (*Pathol. Chirurg.*, t. III) fait mettre en
jeu une action musculaire : « l'ectropion musculaire
dépend d'une atonie du muscle orbiculaire qui ne se
contracte plus d'une manière suffisante pour maintenir la paupière inférieure fixée contre l'œil. Celle-ci,
par son propre poids, s'écarte alors plus ou moins du

globe et finit quelquefois par se renverser d'une manière complète. »

Plus récemment encore, de Wecker, Panas, admettent que sans parésie, cet ectropion peut se produire. « Le relâchement de la peau, l'atrophie du muscle orbiculaire, notamment de sa partie centrale et le poids même de la paupière portant particulièrement son action sur le bord ciliaire », en sont, d'après de Wecker, une cause fréquente. Il distingue toutefois une forme où la paralysie de la septième paire est seule en jeu et il ajoute : « A côté de cette forme d'ectropion musculaire sénile, il s'en place une autre qui se rencontre dans la paralysie de la septième paire d'où le muscle orbiculaire tire ses filets moteurs. A mesure que les paupières et le globe de l'œil perdent leur contiguité, l'élimination des larmes devient plus difficile et finit par ne plus se faire, ce qui peut produire une irritation permanente de l'œil (*Traité d'ophtalm.*, t. I).

« Une troisième forme (Panas, *Traité des maladies des yeux*, t. II), est celle musculaire dépendant de la paralysie de l'orbiculaire. Chez les vieillards on observe également l'ectropion par suite du manque de tonicité du derme et de l'atrophie du muscle palpébral inférieur surtout fréquent lorsqu'il s'y ajoute l'inflammation chronique du bord libre. »

Nous verrons plus loin que ces variétés sont toutes sous la dépendance d'une parésie nécessaire primitivement à la production de l'ectropion, car le poids

propre de la paupière, avec une atonie du muscle ne
suffisent pas à produire cette affection.

Il y a dans cette variété des degrés divers depuis la
simple éversion du canalicule jusqu'au renversement
complet. Chez les vieillards on voit très fréquemment
des yeux larmoyants. Cet épiphora peut évidemment
être la conséquence soit d'une tumeur lacrymale,
soit d'une obstruction du canal nasal, ce dont on
peut se rendre compte par une injection, soit d'une
hypersécrétion des larmes, au point que le liquide ne
trouve pas une voie d'écoulement assez rapide par les
points lacrymaux, mais en dehors de ces causes rela-
tivement rares chez eux, il existe simplement une
parésie.

Si elle se limite au muscle de Horner, le point
lacrymal qui, à l'état normal regarde en dedans et
est invisible, donne lieu ici à un fait caractéristique
en l'examinant attentivement. Il apparaît très nettement sans faire dévier la paupière, sa lumière
regarde directement en haut et souvent il y a même
une légère éversion en dehors. Il se forme alors un
angle qui se voit surtout lorsqu'on fait regarder le
patient en dedans, et qui se trouve formé par suite
du manque de coaptation de l'angle interne de la
paupière avec la portion du globe oculaire sur
laquelle il doit se trouver adapté. Les points lacrymaux étant ainsi rejetés, ne peuvent plus puiser les
larmes dans le lac lacrymal.

Si le muscle orbiculaire lui-même est atteint, on
remarque que les paupières ont une certaine diffi-

culté à se rejoindre dans les cas légers. C'est un simple renversement du bord libre pouvant atteindre soit le côté interne, soit le côté externe ; dans les cas extrêmes, c'est une coaptation imparfaite et la chute de l'inférieure.

C'est le nerf facial qui anime ce muscle et c'est le seul organe concourant à la vision qui soit sous la dépendance de ce nerf moteur. « La section du nerf facial, dit Claude Bernard, ne produit pas d'autres effets sur l'œil que ceux de la paralysie du muscle orbiculaire des paupières. » (Leçons sur la physiologie et la pathologie du système nerveux, t. II.)

La paralysie de la septième paire empêche donc l'orbiculaire d'accomplir ses fonctions normales en détruisant cet équilibre mutuel, par lequel les paupières conservent leur fonction physiologique, équilibre qui se produit par la contraction modérée des fibres musculaires d'une part et par la résistance proportionnée de la peau et des ligaments palpébraux d'autre part : la peau et les couches sous-jacentes n'étant plus retenues par les fibres musculaires se relâchent et entraînent la paupière en dehors.

Alors l'occlusion de l'œil et le clignement sont impossibles ; l'organe de la vision est largement ouvert : la paupière supérieure est élevée et un peu écartée du globe, et l'inférieure a une continuelle tendance à tomber de plus en plus.

ECTROPION MUQUEUX

Les auteurs s'accordent à décrire, comme une variété importante et fréquente, la variété d'ectropion connue sous le nom d'ectropion muqueux, et due aux affections de la conjonctive.

1°) Les conjonctivites et les blépharites chroniques, l'eczéma des paupières, seraient une des causes les plus fréquentes de la production de l'ectropion muqueux. Souvent même, la peau quoique en apparence saine, est le siège d'altérations qui ont leur part d'action dans la production du renversement. On sait qu'à l'état normal, la peau des paupières possède des qualités de finesse, de mobilité et d'élasticité plus marquées que les autres parties du système cutané. Ces conditions sont changées dans l'ectropion muqueux, surtout s'il remonte à une époque déjà ancienne. Que ces lésions reconnaissent pour point de départ l'état inflammatoire de la conjonctive ou des bords ciliaires, ou bien cet état eczémateux dû au contact irritant des liquides qui s'écoulent de l'œil, l'inflammation de la muqueuse fait subir à la paupière des modifications graduelles dans son tissu propre et dans l'appareil glandulaire.

La connaissance des lésions cutanées de l'ectropion muqueux est de date assez récente. Guthrie qui avait apporté beaucoup d'attention à cette forme, appelait cet état « la contraction de la peau sans cicatrice apparente ».

Le bord libre s'émousse, au lieu de conserver l'aspect carré qu'il présente normalement, il prend une forme arrondie ; la peau est tendue, rétractée comme si elle était transformée par une véritable cicatrice. Il n'y a pas de perte de substance, et cependant le tégument est raccourci. A la suite du mémoire de Bordenave, Louis a placé quelques remarques. Il dit que dans les cas d'inflammation de la conjonctive palpébrale, celle-ci se tuméfiant et se boursouflant, devenait plus longue que la peau, « que la doublure était plus longue que l'étoffe ».

Les auteurs du Compendium de chirurgie rejettent cette explication : « Il faut convenir que ce mécanisme ne se comprend pas très bien. Tout le monde a observé des blépharites avec gonflement considérable de la conjonctive qui n'étaient pas suivies d'ectropion. » Nous verrons que l'auxiliaire nécessaire est une parésie.

Les glandes de Meibomius sont elles-mêmes altérées ; elles subissent un travail pathologique qui amène leur destruction, et le bord libre de la paupière n'étant plus humecté, lubréfié par cette sécrétion glandulaire, devient rouge, luisant, érésypélateux et pour ainsi dire s'atrophie. La conjonctive subit dans ses sécrétions des modifications, cette sécrétion, souvent mêlée à du pus, est versée incessamment sur la portion cutanée de la paupière, l'irrite, la détériore et lui fait subir des rétractions graduelles, qui amènent un raccourcissement de la partie contiguë au bord libre et en déterminent le renversement.

2°) Progressivement l'inflammation gagne en profondeur, les fibres de l'orbiculaire les plus rapprochées du bord ciliaire sont d'abord affectées et leur action qui a pour but d'appliquer le bord libre contre le globe oculaire est annihilée. Puis le muscle orbiculaire tout entier est atteint et les contractions continuelles que présentent ses fibres par suite de l'irritation persistante de la conjonctive enflammée, tendent à faire disparaître la courbure formée par l'orbiculaire, courbure nécessaire pour que la paupière soit bien appliquée sur le globe oculaire, et ont pour effet de faire basculer le tarse privé de la résistance du squelette fibro-cartilagineux.

Pour Mackensie, cette contraction spasmodique du muscle orbiculaire serait la cause efficiente de la production de cet ectropion. Il se produirait une sorte d'étranglement de la conjonctive d'où résulterait le boursouflement de cette membrane.

« Cette explication est elle-même obscure et en désaccord avec la physiologie et le spasme de l'orbiculaire n'est pas susceptible de renverser la paupière en dehors, ou bien il faudrait admettre avec Chelius qu'une portion déterminée du muscle serait seule contractée, opinion qu'aucun fait ne justifierait » (*Comp. chir.*, t. III).

3º « Une variété, dit Panas, qu'on appelle ectropion muqueux, tient au gonflement œdémateux de la conjonctive qui tend sans cesse à refouler et à renverser la paupière. » L'inflammation des conjonctives et du bord libre peut amener une infiltration notable dans ces tissus à tel point qu'il semble que la muqueuse soulevée fasse hernie au dehors sur la peau qui est saine en apparence. Il en résulte un gonflement énorme des surfaces cutanées et muqueuses qui a fait donner à cet état de la conjonctive le nom de « sarcomateux ».

Ces bouffées inflammatoires engorgent la tumeur, obstruent les conduits et la pression exercée par ces collections, tend à repousser le cartilage tarse et à le faire basculer.

Mais cette manière de voir n'explique pas suffisamment le mode de production de l'ectropion, car on ne voit pas ce renversement dans la conjonctivite purulente et cependant la turgescence de la muqueuse est quelquefois énorme. Le renversement ne se produit que s'il y a chémosis.

Le larmoiement, symptôme commun à tous les ectropions, survient dès que le canalicule commence à subir une légère déviation afin de continuer l'œuvre commencée, les points lacrymaux ne pouvant plus absorber les larmes.

Ces trois causes que nous venons d'énumérer :

le raccourcissement des téguments, le défaut d'action
de l'orbiculaire, la pression, le poids exagéré de la
paupière qui, d'après les auteurs, seraient les causes
habituelles de l'ectropion muqueux, sont-elles des
raisons suffisantes pour donner naissance à un ectropion ? Et faut-il admettre que l'une ou l'autre de ces
actions peut amener un renversement complet
de la paupière ? Pourquoi, dans certains cas, qui
semblent être dus à des causes analogues, les effets
sont-ils si dissemblables, c'est-à-dire que tantôt on
voit se produire un ectropion, tantôt, au contraire, la
muqueuse reste enflammée sans donner lieu à la
moindre déviation ?

Les auteurs du Compendium de chirurgie ont
cherché à résoudre la question en groupant ces différentes causes. « Ne serait-il pas possible, disent-ils,
de combiner l'explication mécanique des anciens
auteurs avec l'explication physiologique de Mackensie
et d'admettre que la conjonctive étant préalablement
gonflée au voisinage du bord libre et les conditions
normales étant ainsi changées, le spasme de l'orbiculaire renverse l'organe en dehors, puis que le
renversement une fois commencé s'achève par l'augmentation du boursouflement conjonctival qui résulte
lui-même de la persistance de la phlegmasie et peut-
être de son augmentation sous l'influence de l'irritation produite par l'air atmosphérique sur une surface
qui n'est pas destinée à son contact continuel. »

L'ectropion muqueux n'est pas le résultat d'une
action mécanique qui s'expliqu rait par le gonflement

primitif de la conjonctive et le renversement consécutif de la paupière, nous l'avons vu ; les remarques
de Denonvilliers et Gosselin nous ont également
montré qu'il ne pouvait être dû aux contractions du
muscle orbiculaire ; d'ailleurs ce qui prouve encore
mieux que ces contractions n'ont aucune influence
sur sa production, c'est que précisément, lorsque le
muscle est paralysé il y a renversement en dehors.

Il est un auxiliaire constant qui préside à la
formation de l'ectropion : c'est la parésie de l'orbiculaire. Cette condition est également nécessaire dans
l'ectropion muqueux des vieillards chez lesquels les
tissus ont perdu une grande partie de leur élasticité ;
le gonflement de la muqueuse et le larmoiement ne
sont que la conséquence de la lésion qui est la cause
première de l'ectropion muqueux : la parésie.

L'ectropion muqueux vrai, tel qu'il a été décrit,
est très rare ; celui qu'on rencontre presque toujours
est dû à un relâchement primitif, à une parésie du
muscle orbiculaire ; nous l'apellerons *ectropion
muqueux parétique*. Il n'y a, en effet, véritablement
pas d'ectropion muqueux chronique dont la cause
primitive, toute mécanique, serait due à l'œdème, au
boursouflement de la muqueuse ; dès qu'une lésion,
aussi minime qu'elle soit et de cause quelconque,
survient, cette lésion peut, avec le temps, amener
une irritation qui produit un certain degré de paralysie des fibres centrales ou palpébrales de l'orbiculaire. Un léger renversement se manifeste aussitôt et
donne lieu à un larmoiement continu. C'est le méca-

nisme des ectropions consécutifs aux affections inflammatoires chroniques de la paupière.

Mais des kystes, des chalazions, etc., peuvent amener le même résultat. Nous avons eu l'occasion de prendre l'observation d'un malade venu à l'hôpital pour se faire opérer d'un chalazion. La tumeur est enlevée ; la cicatrisation se fait sans en laisser de traces, mais peu après cette même paupière est atteinte d'un ectropion. A quoi l'attribuer si ce n'est à une paralysie de l'orbiculaire consécutive à l'irritation permanente que le chalazion avait amenée par sa simple présence.

La parésie de l'orbiculaire peut être primitive (paralysie faciale) ou secondaire, et alors consécutive à une inflammation de la conjonctive (blépharite, eczéma, conjonctivites dues au larmoiement, à l'abus de certains collyres, etc.)

Cet ectropion muqueux parétique ne peut rentrer dans la variété d'ectropion paralytique sénile avec lequel il a été confondu, puisque très souvent on le rencontre chez les sujets jeunes. La paralysie du muscle de Horner ou du muscle orbiculaire en est le premier stade ; le gonflement vient ensuite produit par l'irritation de la conjonctive exposée au contact de l'air et des poussières.

A l'appui de cette pathogénie de l'ectropion est une autre preuve bien plus concluante : c'est que l'action des cautérisations s'exerce quelquefois rapidement avant l'action cicatricielle. Nous en avons vu plusieurs cas. Nous y reviendrons à propos du traitement.

OBSERVATION II

Ernestine P..., 37 ans, présente une déviation de l'angle interne de la paupière de l'œil droit. Le point lacrymal est très nettement perceptible car il regarde directement en dehors.

Larmoiement datant depuis deux ans. Deux raies de feu sont faites sur l'angle interne et *immédiatement* après, le point lacrymal s'est tellement redressé qu'il a presque complètement disparu.

Il est certain que l'innervation joue un grand rôle dans cette affection, et plusieurs fois nous avons eu l'occasion d'en constater des effets encore plus remarquables.

OBSERVATION III

Mme Marie G... est atteinte, en juillet 1895, de larmoiement avec conjonctivite laçrymale ; en septembre elle présente un ectropion double complet. Des cautérisations d'après notre procédé sont faites sur l'œil droit et quatre jours plus tard la paupière est tout à fait relevée.

La guérison est définitive au bout de douze jours lorsque la cicatrisation est complètement terminée. Nous n'avons eu l'occasion de revoir cette malade qu'en novembre et nous avons pu constater que non seulement l'œil qui a été cautérisé s'est maintenu dans la guérison, mais que l'ectropion de l'œil gauche sur lequel aucune intervention n'avait été faite et qui était tout aussi intense que celui de l'œil droit, avait lui-même complètement disparu.

Il est probable que cette terminaison favorable est une

guérison sympathique pouvant s'expliquer par une action réflexe au même titre que l'ophtalmie sympathique.

Cette autre observation que nous rapportons et que le docteur de Spéville a eu l'obligeance de nous communiquer prouve également les relations intimes qui existent entre la paralysie et l'ectropion muqueux par suite de la grande facilité avec laquelle l'innervation peut quelquefois reprendre son excitabilité et sa contractilité, en un mot, ses fonctions normales.

OBSERVATION IV

Mme M. J..., 80 ans, se présente à ma consultation le 23 juin 1893. Elle est atteinte d'un ulcère infectieux de la cornée de l'œil gauche avec hypopion. Les deux paupières inférieures sont en ectropion (moyen). Après avoir fait le traitement de l'ulcère infectieux, j'applique le bandeau compressif ; le surlendemain en l'enlevant je ne trouve plus trace de l'ectropion contre lequel je n'avais rien fait. Le bandeau fut ainsi porté pendant une huitaine de jours. Après sa suppression totale, l'ectropion ne reparut plus. Six mois plus tard, en janvier 1894, cette femme mourut de complications pulmonaires de l'influenza et, jusqu'à ce moment, l'ectropion est resté guéri.

L'ectropion de l'œil droit sur lequel le bandeau ne fut pas appliqué persista.

Ces nouvelles vues sur la pathogénie de cette affection nous ont été inspirées surtout par les résultats surprenants du traitement qui avait été

fail dans le but d'obtenir un redressement par
rétraction cicatricielle. Les trois observations que
nous venons de citer démontrent bien qu'il n'y a pas
là une cause mécanique permanente.

L'ectropion muqueux parétique peut être consécutif au larmoiement par obstruction lacrymale,
mais à la condition qu'il y ait aussi parésie de l'orbiculaire. Il y a beaucoup de larmoiements qui durent
pendant fort longtemps et qui jamais ne donnent
lieu à un ectropion. Tout au plus, s'il survient une
conjonctivite, peut-on observer une légère déviation
du canalicule, mais jamais un ectropion même
moyen. Cette affection ne se produit que si les filets
terminaux du facial viennent à être paralysés.

OBSERVATION V

Mme C..., 50 ans, est à l'âge de 25 ans atteinte de larmoiement. Une injection dans les voies lacrymales dénote
l'obstruction du canal. Plusieurs traitements ont été
essayés sans succès, et actuellement le larmoiement, plus
considérable, s'accompagne de picotements douloureux.
Le cathétérisme est pratiqué, et une fois que le trajet est
rendu libre, trois cautérisations sont faites pour amener le
redressement.

L'effet est rapide, et au bout de 8 jours le larmoiement
a complètement disparu.

Ce résultat chez une femme qui, depuis 25 ans,
était atteinte d'ectropion nous a paru remarquable.
Il est possible qu'une nouvelle obstruction se pro-
duise et par suite un nouveau larmoiement, car il est
rare que le cathétérisme des voies lacymales

vienne à bout de cette affection, mais les cautérisations ayant annulé la paralysie et rendu aux fibres musculaires toute leur action, le larmoiement à lui seul ne produira pas d'ectropion et la paupière se maintiendra dans la situation normale.

A côté de ces cas, on voit très fréquemment des larmoiements qui semblent n'être dus à aucune altération de la paupière et dont on croit devoir rechercher la cause dans une obstruction du canal lacymo-nasal. Mais une injection poussée dans ce conduit dénote que le trajet est libre. En faisant un examen plus attentif, on trouve que le point lacrymal regarde en haut ou même un peu en dehors. Cela suffit ; il existe une parésie du muscle de Horner ; le canalicule, dont les rapports sont intimes avec ce muscle, se trouve relâché et le point lacrymal n'est plus dans les conditions voulues pour puiser les larmes. Le renversement se produit donc d'abord et le larmoiement n'en est que la conséquence. Ce sont ces cas qui se présentent le plus couramment ; il sont excessivement fréquents. Il existe, beaucoup plus qu'on ne croit, des larmoiements par simple éversion.

OBSERVATION VI

J. V.... 44 ans, cocher, se plaint depuis longtemps de larmoiement. L'œil droit pleure continuellement ; du côté gauche, il commence à sentir les larmes qui de temps en temps lui tombent en dehors de la paupière. Une injec-

tion faite dans le conduit lacrymo-nasal de chaque côté
nous montre sa p-rméabilité; il doit par conséquent
exister une légère déviation des canalicules parésiés. En
effet, le point lacrymal du côté droit est nettement
tourné en dehors, et celui du côté gauche, moins dévié,
regarde en haut.

Trois raies de feu sont faites sur l'œil droit, deux sur
l'œil gauche; le redressement est immédiat, le point
lacrymal ne se voit plus. Huit jours après, le larmoiement
a complètement disparu.

On voit ainsi qu'une innervation défectueuse de la
paupière peut en déterminer le renversement et que
ce renversement peut se borner à une simple éversion des points lacrymaux si l'action parésiante
atteint simplement le muscle de Horner. Il est
même très fréquent que l'affection reste sta-
tionnaire. Mais si le larmoiement et l'irritation
consécutifs viennent à paralyser les fibres de l'orbiculaire, il survient d'abord un renversement
de tout le bord libre de la paupière et peu de temps
après un ectropion qui augmentera progressivement,
favorisé du reste par l'ectropion muqueux vrai qui
commence alors à se former et par le larmoiement
plus abondant qui en est la conséquence.

Il existe une différence au point de vue anatomique
entre l'ectropion muqueux vrai, fort rare, comme
nous avons essayé de le démontrer et l'ectropion muqueux dû à la parésie des fibres terminales du facial.
Nous avons déjà constaté que dans l'ectropion muqueux vrai le bord est pour ainsi dire atrophié; il
s'arrondit, puis présente même des irrégularités

dues aux diverses inflammations dont il est affecté. Cette déformation persiste même après la guérison puisqu'il s'est opéré dans les tissus une sorte de travail rétractile et qu'il s'est même produit une perte de substance.

Dans l'ectropion muqueux parétique au contraire, le bord étant complètement sain, puisque la parésie constitue le seul symptôme morbide, conserve constamment son aspect normal, légèrement carré, non émoussé. Après la guérison, on ne voit naturellement aucune trace de lésion.

TRAITEMENT

Les divers procédés opératoires qu'a vus naître le traitement de l'ectropion se sont jusqu'à ce jour tellement multipliés qu'il nous a paru intéressant de rapporter brièvement ceux qui ont été le plus en faveur.

Hippocrate paraît avoir employé contre cette affection l'excision et la scarification de la conjonctive. Ces méthodes furent bientôt préconisées par Antylus, Paul d'Egine, Marc-Aurèle Séverin, mais surtout par Bordenave et Scarpa qui ont consacré à l'excision un mémoire spécial. Ces auteurs soulèvent la conjonctive avec des pinces à griffe ou des pinces ordinaires, puis excisent la portion de membrane qui fait saillie entre la paupière et le globe de l'œil. Ils recommandent même de ne pas enlever une portion trop considérable de la conjonctive, afin de n'avoir pas consécutivement un entropion.

Malgré quelques succès, on peut voir d'après les observations que rapporte Bordenave que la scarification et l'excision étaient loin de donner toujours de bons résultats. Il dit lui-même que la guérison n'est pas toujours parfaite, que les récidives sont fréquentes, que la paupière reste écartée du globe de l'œil et tend à se renverser de nouveau.

Procédé d'Antylus et de W. Adams, où excision en V d'une partie du bord libre.

— Antylus et W. Adams faisaient deux incisions obliques et en sens inverse de quelques millimètres au niveau de la partie moyenne de la paupière renversée et à partir de son bord libre, de telle sorte qu'elles vinssent se rencontrer à 5 ou 6 millimètres de ce bord. Tous les tissus de la paupière étaient intéressés et il se produisait ainsi une perte de substance en forme de V. Les deux bords sanglants étaient réunis par deux points de suture.

Ce procédé a donné naissance a de nombreuses modifications qu'il serait trop long d'énumérer et dont les plus intéressantes ont été apportés par Dieffenbach, de Graeffe et Szymanowski.

Procédé de Dieffenbach.

— L'incision est faite à l'angle externe de la paupière. On produit une perte de substance plus ou moins grande suivant le degré de l'ectropion en taillant un lambeau cutané triangulaire dont la base est tournée en haut pour la paupière inférieure, en bas pour la paupière supérieure. On avive et on suture ; l'angle externe de la paupière se trouve ainsi porté en dehors.

Par le procédé d'Antylus et d'Adams, il survenait souvent une coaptation vicieuse et la formation d'une cicatrice bosselée. Le procédé de Dieffenbach a eu pour but de placer la cicatrice dans un endroit qui la dissimule davantage et qu'elle se perde dans les plis que l'âge fait naître à l'angle externe. De plus, Adams attribuait au siège de son incision l'absence de réunion par première intention.

Procédé de de Graeffe. — Ce procédé rentre dans les procédés à lambeau par forte traction. Une incision parallèle au bord libre et immédiatement en arrière réunit les deux angles de l'œil ; à chaque extrémité on fait une incision verticale et on limite ainsi un lambeau triangulaire qu'on dissèque et qu'on relève en l'attirant fortement en haut. On fait la suture, puis on excise les deux angles inférieurs du lambeau en donnant à l'incision une direction coudée.

Procédé de Szymanowski. — Szymanowski allonge considérablement le triangle de Dieffenbach, qu'il rend très ouvert du côté de la tempe, son sommet correspondant à la commissure externe. Les deux autres côtés d'inégale longueur empiètent sur les bords libres, le plus long sur celui de la paupière ectropionnée.

Suture de Snellen. — Un des meilleurs et des plus simples procédés est celui employé par Snellen, le redressement de la paupière se fait au moyen de sutures. Sur le point le plus élevé de la conjonctive ectropionnée, on enfonce une aiguille munie d'un fil de soie, et on lui fait traverser les tissus de la paupière le plus près possible de la peau, de manière à ce qu'elle aille sortir à deux centimètres environ au dessous du bord libre. L'autre extrémité de ce même fil est muni d'une deuxième aiguille à qui on fait subir un trajet analogue, mais en sens inverse, en ayant soin de former une anse distante de cinq à six millimètres au niveau de l'introduction des fils sur la conjonctive et de 1 centimètre à leur sortie sur la peau. On tire sur chaque extrémité du fil de manière à l'appliquer exactement et à serrer l'anse sur la conjonctive. La paupière subit ainsi une espèce de bascule de bas en haut, et d'avant en arrière. Quelquefois une deuxième suture est nécessaire. Un bandeau compressif est gardé pendant quelques jours.

Le massage, l'électricité, les injections hypodermiques de strychnine ont été employés tour à tour afin de solliciter le muscle des paupières à se contracter, mais sans qu'on ait obtenu des résultats bien appréciables.

En présence d'une éversion du canalicule, d'un léger ectropion de la paupière inférieure, on a essayé d'en obtenir le redressement en se contentant d'inciser le conduit lacrymal inférieur suivant le procédé de Bowmans et en faisant des sondages journaliers. Outre qu'il faut une grande persévérance, il est rare qu'on arrive par ce procédé à une guérison complète.

Toutes ces méthodes opératoires sont à peu près abandonnées, la suture de Snellen n'est mise en usage que dans les cas extrêmes ; d'ailleurs ces moyens sanglants, préconisés suivant les époques, n'ont pu faire oublier un autre manuel opératoire qui a été de tout temps employé et auquel on a apporté de tels perfectionnements qu'aujourd'hui on ne se sert pour ainsi dire plus de ce mode de traitement : nous voulons parler de la *cautérisation*.

La cautérisation transcurrente des paupières consiste à produire rapidement sur les tissus avec le cautère actuel une ou plusieurs eschares linéaires. Après avoir été un moment abandonnée et vivement critiquée par un certain nombre de spécialistes modernes, l'usage de la cautérisation ignée, en raison de sa faculté d'application depuis la découverte du thermocautère, a été remise en honneur de nos jours et employée d'abord dans le traitement de l'entropion et du trichiasis, puis de l'ectropion.

L'emploi de la cautérisation dans le traitement de l'ectropion n'est pas de date récente. Avant et après Hippocrate, le fer rougi au feu était l remède suprême. On connaît l'aphorisme du célèbre médecin. « *Quæ medicamenta non sanat, ea ferrum sanat, quæ ferrum non sanat, ea ignis sanat, quæ vero ignis non sanat, ea insanabilia reputare oportet.* »

Ses successeurs imitèrent sa pratique. Celse, dans un paragraphe de son traité de la médecine, *de Ectropio*, en décrit les avantages.

Arétée, Aœtius, Paul d'Egine, vantent l'emploi du fer rouge dans l'ectropion et pour la destruction des bulbes pileux.

Dans le *Traité de chirurgie* d'Albucasis, on trouve une longue description sur l'emploi de la cautérisation dans le traitement du renversement des paupières et du renversement des cils. « Dans le relâchement des paupières, dit-il, suite de maladie ou d'humidité, il faut cautériser une fois avec un cautère semi-lunaire ».

Dans sa *Grande Chirurgie*, maître Guy de Chauliac décrit les avantages de la cautérisation « soit dans le relâchement des paupières, soit lorsqu'elles sont retirées, raccourcies ou renversées, soit enfin quand les poils des paupières blessent l'œil ». Il indique plusieurs modes d'opération, et il s'exprime ainsi dans le procédé qu'il emploie par l'action du feu lors de la relaxation des paupières et de leur allongement. « On prend autant de peau qu'on le juge nécessaire et on la cautérise avec un cautère actuel courbe de sorte que l'impression du feu consomme ce qu'on en a pris ; après quoi on consolide la partie brûlée, parce qu'en la cicatrisant elle se raccourcit .»

Percy, dans sa *Pyrotechnie chirurgicale pratique* recommande la cautérisation dans l'ectropion comme supérieure à tous les autres procédés. Il s'est d'ailleurs inspiré de Celse qu'il cite dans son Traité. Voici ce qu'il dit à ce sujet : « Dans le renversement des paupières causé par un engorgement toujours renaissant, toujours indomptable de leur membrane intérieure, n'aurait-on pas plus de succès à opérer dans la cautérisation que dans la persistance dans les excisions déjà vainement réitérées et dans l'usage non moins infructueux des cathétériques ? Il faudrait dans ce cas couvrir l'œil soit avec une cuiller d'argent, soit avec une lame de carton, tirer à soi la paupière malade le plus qu'il serait possible et y passer transcurremment un petit cautère à bec aplati, évitant soigneusement de toucher aux commissures et n'appuyant que légèrement surtout en commençant. »

Delpech, professeur à l'école de Montpellier, est un partisan de la cautérisation dans le traitement de l'entropion et de l'ectropion. Il indique mieux que ses prédécesseurs les règles à suivre. Il emploie un cautère cultellaire et trace parallèlement au bord libre de la paupière une raie de feu « horizontale », de façon à entamer la muqueuse et les fibres de l'orbiculaire.

Le redressement s'opère, d'après cet auteur, par le tissu fibreux de cicatrice qui se produit et qui exerce incessamment les propriétés dont il est doué.

Le cautère joua un grand rôle chez les Arabes ; ils en abusèrent même et l'employèrent à tout propos.

Puis, une réaction nouvelle s'opéra. Les progrès de la chimie et l'invention de nouveaux caustiques reléguèrent au second plan l'usage du fer rouge. Déjà, en même temps que la cautérisation, Maistre

Guy de Chauliac avait essayé l'emploi de poudres
corrosives. Plus tard, on n'employa plus que les caustiques, afin de modifier la muqueuse par des cautérisations répétées.

Nélaton, dans sa *Pathologie chirurgicale*, en par-
lant de la cautérisation dans les maladies des paupières, dit que cette méthode peut se pratiquer soit
avec le fer rouge, soit avec une substance caustique
et que le but que l'on se propose d'atteindre est le
même dans les deux cas, c'est-à-dire la production
d'une eschare dont la chûte soit suivie d'une cicatrice inodulaire ; la rétraction consécutive redresse-
rait le bord libre de la paupière. Cependant il donne
la préférence aux caustiques sur le fer rouge : « Le
fer rouge préconisé jadis par Celse, Albucasis,
A. Paré, et dans ces derniers temps par Delpech,
Larrey, M. Jobert, n'est guère employé aujourd'hui.
On a plus volontiers recours aux caustiques tels que
l'acide sulfurique concentré préconisé par Helling,
Quadri, Carron du Villards, que l'on applique sur la
paupière avec un pinceau d'amiante ou une petite
baguette de bois, de manière à faire une sorte de
trainée transversale qui représente la forme, la
direction et l'étendue de l'eschare que l'on veut
obtenir. » Plus loin, il ajoute : « Nous donnons la
préférence au nitrate d'argent sur le beurre d'anti-
moine préconisé par Weller, l'acide sulfurique
employé par Guthrie et le fer rouge dont les anciens
faisaient un fréquent usage. On promène lentement
le crayon de nitrate d'argent sur la muqueuse palpé-

brale en ayant soin d'aller d'une commissure à l'autre et du bord libre de la paupière au sillon oculo-palpébral si l'hypertrophie de la conjonctive s'étend vers ces différents points ; puis, avec une éponge préalablement imbibée d'eau que l'on exprime dans l'œil, on pratique une sorte de douche froide qui a le double avantage d'enlever l'excédent de caustique et de diminuer la sensation de brûlure produite par le nitrate. »

Denonvilliers et Gosselin sont également partisans de la cautérisation par les caustiques et sont d'avis, lorsque l'ectropien est récent et lié à une ophtalmie encore existante, de soumettre cette ophtalmie au traitement ordinaire auquel on peut ajouter la cautérisation de la conjonctive palpébrale dans les trois ou quatre jours avec l'azotate d'argent ou le sulfate de cuivre : « On voit souvent, en pareil cas, le gonflement disparaitre avec la suite de l'inflammation et la paupière revenir peu à peu à sa situation naturelle. »

La découverte du thermocautère produisit une réaction nouvelle dans le traitement des difformités palpébrales. Jusqu'alors, il avait été impossible de formuler un certain nombre de règles précises dans l'emploi de la cautérisation, car le fer rouge tel que l'employaient les anciens, quoiqu'ils se soient servis de moyens de protection, était un instrument d'un maniement fort délicat au voisinage d'un organe aussi sensible que le globe oculaire et son action trop limitée et trop difficile à graduer.

Galezowski fut le premier, en 1875, qui se servit du thermocautère et préconisa les cautérisations horizontales qu'on emploie encore couramment aujourd'hui dans le traitement de cette affection. Cependant il considérait comme un moyen insuffisant l'application simple du thermocautère et il faisait précéder la cautérisation d'une incision au bistouri, croyant que, sans incision préalable, il se formait une cicatrice rouge qui persistait pendant fort longtemps.

Ce procédé, moitié sanglant, fut peu expérimenté et remplacé par celui beaucoup plus simple de Cusco. Dans un article de la *France médicale* (1878) il rejette l'incision de Galezowski pour se servir uniquement du cautère : « Le malade est endormi à l'aide du chloroforme; l'anesthésie et la résolution musculaire doivent être absolues ; par la première, on prévient les contractions brusques et irrégulières de l'orbiculaire que la douleur ne manquerait pas de déterminer par action réflexe au moment de l'opération ; la deuxième permet d'étaler librement la paupière en l'attirant soit en haut, soit en bas avec les doigts de la main restés libres. » Il conseille ensuite de choisir une lame de thermocautère très mince et un peu allongée qu'on a portée au rouge pendant que s'exécutaient 'es préliminaires de l'opération. Puis cette lame est dirigée perpendiculairement à la surface de la paupière et il trace en appuyant légèrement une ligne qui mesure toute la longueur du bord libre de la paupière et qui doit se maintenir à trois ou quatre millimètres de la ligne d'implantation des cils.

C'est, on le voit, le procédé des cautérisations horizontales essayé par Delpech, bien mis au jour par Galezowski.

Cependant avant la découverte de ce précieux instrument, Cusco s'était servi tantôt du galvanocautère, tantôt du cautère simple pour pratiquer les cautérisations horizontales.

Sullingo (*Bolletino di oculistica*, mars 1883) relate que depuis sept ans il emploie le thermocautère et proclame l'excellence de ce procédé.

Mais pour trouver des règles précises, une méthode unique, il faut arriver à Trousseau qui décrit la manière à suivre dans un article de l'*Union médicale* (1885). Voici, résumée, sa façon de procéder. Le thermocautère est chauffé au rouge ordinaire. Parallèlement au bord ciliaire et à 3 ou 4 millimètres de lui, il trace un sillon qui va d'un angle à l'autre de la fente palpébrale et qu'il fait plus ou moins profond, suivant les cas. Sauf pour les enfants, il est inutile d'employer le chloroforme. L'incision terminée, il applique immédiatement sur l'œil des compresses d'eau froide.

Depuis, les cautérisations horizontales ont été fréquemment employées et le sont encore aujourd'hui par la plupart des ophtalmologistes.

On voit que l'application du fer rouge et des caustiques, telle qu'elle était pratiquée autrefois diffère notablement des cautérisations linéaires qu'on peut régler bien plus facilement, grâce à l'usage du thermocautère. Lorsqu'on voulait produire la cautérisation au moyen des caustiques, il était indispensable de faire plusieurs fois ces applications, car l'eschare désirée ne se produisait qu'après plusieurs séances de badigeonnages au nitrate d'argent ou à l'acide sulfurique. Quant à l'application par le fer rouge, on se rend facilement compte combien son action était difficile à mesurer et il était fréquent de voir des brûlures produites par le rayonnement s'étendre au delà des limites qu'on s'était marquées. Il s'en suivait des cicatrices défectueuses consécutives à des eschares ou trop grandes ou trop profondes.

Ces deux méthodes présentaient donc de graves inconvénients ; d'un côté l'action était trop lente, de l'autre trop étendue. Avec le thermocautère, on peut, non seulement très exactement limiter l'étendue de la partie à cautériser, la chaleur rayonnante étant pour ainsi dire nulle, mais encore il suffit d'une seule application pour obtenir le résultat désiré. Ainsi que le dit Trousseau, l'opération se fait rapidement, le résultat immédiat est parfait, les suites opératoires sont exemptes de danger, les pansements sont simples, le résultat définitif excellent.

L'avantage des cautérisations linéaires est incontestable ; depuis Delpech, Galezowski, Cusco qui, les premiers, utilisèrent ce mode de traitement, elles sont communément employées. On trace avec la pointe du couteau porté à la température du rouge ordinaire une raie de feu parallèle au bord libre en se tenant à quelques millimètres de ce bord pour ne pas détruire les bulbes pileux, puis, si on le juge nécessaire, on repasse dans l'incision afin d'avoir un redressement plus marqué.

De nombreuses observations ont été publiées prouvant l'excellence de la méthode ; cependant, nous avons pu nous rendre compte qu'il y a des cas où il a fallu intervenir à plusieurs reprises pour avoir un relèvement souvent peu accentué et quelquefois même un résultat nettement défavorable. Il existait évidemment une lacune dans cette manière d'agir et M. Jocqs, en modifiant ce manuel opératoire, nous a fait constater bien des fois avec quelle promptitude, par son nouveau procédé, se faisait le redressement dans ces cas d'ectropion rebelles à ce traitement.

Aux cautérisations horizontales, il a substitué les cautérisations *verticales* dont l'action est bien différente, comme nous le verrons plus loin, et dans tous les cas d'ectropion. les résultats ont été si nets qu'il n'emploie plus actuellement que cette unique méthode.

Nous allons maintenant décrire le manuel opératoire tel que nous l'employons.

Procédé opératoire. *Cautérisations verticales.* — Solleysel écrivait dans son *Parfait mareschal :* « Que celui qui donne le feu ait la main légère. qui est de ne point appuyer avec le couteau de feu sur la raie qu'il fait... Il faut du temps pour bien donner le feu et il réussit infiniment mieux de le donner avec des couteaux médiocrement chauds et repasser plutôt cinq ou six fois sur une même raie, n'appuyant point avec le couteau de feu, que de faire tout en un coup avec un couteau fort chaud. »

« Une condition indispensable, une condition sur laquelle repose peut-être tout le succès de l'opération (Renault, *Rev. vét.*, t. IV), c'est de n'arriver à donner le degré de cautérisation nécessaire, quel qu'il soit, qu'avec une extrême lenteur ; plus on est long à mettre le feu, plus le cautère a été passé de fois dans une raie pour lui donner la quantité de cautérisation convenable, plus on est fondé à compter sur la réussite. De toutes les opérations, elle est peut-être la seule où la lenteur soit la condition du succès. »

Ces règles générales de la cautérisation formulées chez les animaux peuvent parfaitement s'appliquer à l'homme. Il est même utile d'avoir ces notions présentes à l'esprit, car en oculistique le thermocautère doit être appliqué avec prudence et dextérité.

Soins préliminaires. — Le patient étant couché, on pratique sur la muqueuse ectropionnée des instillations d'un collyre à la cocaïne à 5 0/0 en ayant soin de placer, en faisant ces instillations, un léger tampon de coton hydrophile sur le point lacrymal de manière à garantir les conduits lacrymaux contre l'action de la cocaïne. Nous avons en effet remarqué que de légères syncopes peuvent survenir par la pénétration de la cocaïne dans les voies lacrymales et les fosses nasales et que, par ce simple moyen préventif, la cocaïne agissant uniquement sur la conjonctive, les syncopes ne se produisaient pas.

Huit à dix gouttes en trois ou quatre fois suffisent à anesthésier la muqueuse et les tissus sous-jacents et à annuler totalement la douleur que causerait l'application thermique.

Opération. — Au moyen d'un petit tampon de coton hydrophile ou d'une compresse sèche, un aide abaisse la paupière du côté de la joue aussi complètement et énergiquement que possible en attirant en bas le bord libre de telle sorte qu'elle ne puisse s'échapper et qu'elle reste pour ainsi dire fixée durant tout le temps de l'opération.

Tout en donnant les soins préliminaires, on porte le couteau à la température du rouge ordinaire, température qu'on maintient constante au moyen de la soufflerie, et suivant le degré de l'ectropion on applique une ou plusieurs raies de feu perpendiculaires au bord libre. Il est indispensable, pour obtenir un effet bien net, que ces cautérisations verticales partent du fond du cul-de-sac conjonctival et aboutissent à l'extrémité du bord libre, en un mot qu'elles tiennent toute l'étendue de la paupière ; on repasse ensuite le couteau dans l'incision première de manière à obtenir une perte de substance assez profonde pour que la rétraction cicatricielle consécutive soit assez puissante pour amener le redressement.

Nous avons dit que, suivant le degré de l'ectro-

pion, il fallait appliquer une ou plusieurs cautérisations. Dans les cas si fréquents de simple éversion
du canalicule en effet, il suffira d'une seule raie
verticale allant du fond du cul-de-sac conjonctival
jusqu'au point lacrymal, pour que ce point soit
complètement redressé et puisse puiser les larmes
dans le lac lacrymal. Dans les ectropions moyens
deux ou trois raies seront nécessaires; dans les
ectropions complets il en faudra quatre ou cinq.

L'opération terminée on fait un pansement occlu-
sif assez serré pendant quatre ou cinq jours. Ce
pansement a pour but de mettre l'œil à l'abri et
d'aider au redressement.

La cicatrisation se fait rapidement sans s'accom-
pagner de phénomènes inflammatoires même
pendant les jours qui suivent l'opération.

L'aspect de la cicatrice, quand elle est formée, nous
démontre combien son action est puissante. Par la
rétraction, les deux extrémités des cautérisations
verticales tendent à se réunir et, lorsqu'elle est
complète, on a l'aspect non pas d'une série de lignes
verticales mais d'une ligne transversale occupant le
milieu de la paupière, ce qui indique bien que l'effort
rétractile s'est produit de manière à attirer les deux
bords palpébraux (bord libre et bord adhérent) vers
le centre.

M. Jocqs, dans les premiers temps qu'il employait
cette nouvelle manière de procéder, eut l'occasion
de traiter un ectropion considérable consécutif à une
paralysie faciale. Craignant que l'action des cautéri-

sations verticales ne fût assez puissante, il ajouta la suture de Snellen. Voici cette observation qu'il nous a communiquée :

OBSERVATION VII

Nicolas L..., 47 ans, négociant, atteint de paralysie faciale, a consécutivement un ectropion de la paupière gauche.

Le renversement de la paupière augmente chaque jour, et ne tarde pas à devenir complet.

Larmoiement considérable ; conjonctive palpébrale irritée et boursouflée.

Quatre cautérisations verticales sont faites en premier lieu, puis suture de Snellen.

La guérison est absolue au bout d'un mois, à tel point qu'il était très difficile de renverser la paupière en dehors.

Grâce à cette combinaison, l'action devient ici très puissante. La cicatrice de l'anse s'ajoute à la base des cicatrices verticales pour produire un effet encore plus considérable. Les cautérisations horizontales ne sauraient ici remplacer avantageusement les cautérisations verticales, car leur effet ne pourrait s'ajouter à l'effet produit par la suture de Snellen, la rétraction cicatricielle se faisant pour ainsi dire en sens inverse.

Voici comment s'exprime M. Jocqs à ce sujet dans son journal (*Clinique ophtalmogique*, janvier 1895) « L'extrémité inférieure des cautérisations arrive au niveau du cul-de-sac et vient rejoindre la section faite par la suture de Snellen, de sorte que les premières et cette dernière forment un système continu et que la cicatrice produite par la suture de Snellen exercera une traction sur l'extrémité inférieure des cicatrices verticales de la paupière. »

Plus loin, il ajoute : « Si l'on veut bien réfléchir à l'effet mécanique résultant de la combinaison de la suture de Snellen avec ces cautérisations verticales, on comprendra la nécessité d'utiliser cette double opération lorsque l'ectropion est très marqué. »

Aujourd'hui, il est persuadé que les cautérisations verticales suffiront dans la plupart des cas pour amener le redressement nécessaire et que la suture de Snellen ne doit être employée que dans les cas extrêmes.

Nous avons pu bien des fois constater l'efficacité et la rapidité des cautérisations verticales de beaucoud préférables aux cautérisations horizontales. Celles-ci sont insuffisantes ; elles ne peuvent avoir qu'un effet très modéré sur le bord libre, tandis que les verticales sont de véritables tuteurs qui agissent sur toute la hauteur de la paupière.

C'est précisément dans les cas d'ectropion où il s'agit d'obtenir une rétraction cicatricielle intense que les cautérisations verticales nous démontrent leur supériorité ; elles produiront ici un résultat très favorable alors que les cautérisations horizontales n'auraient donné lieu qu'à un léger redressement.

Comment agissent-elles ? L'action desc autérisations a donné lieu à plusieurs explications. Cusco admettait la modification de l'élément spasmodique ; Trousseau le recroquevillement dû à l'action du feu sur les tissus. D'après Terrier, il faut y ajouter la production du tissu de cicatrice, production qu'il a quelquefois excitée en dissociant pendant quelques jours les lèvres de la plaie faite par le thermocautère.

« Dans l'épaisseur de la paupière après cautérisation, dit Delpech, s'engendre le tissu fibreux de cicatrice, lequel exerce incessamment les propriétés dont il est doué. » Pour Nélaton, il s'agit de produire sur le tissu cutané palpébral une eschare dont la chute soit suivie d'une cicatrice inodulaire. La rétraction consécutive redresse le bord libre de la paupière.

D'après la plupart des auteurs ce serait donc la rétraction cicatricielle qui produirait le redressement de la paupière. Cependant bien souvent nous avons pu voir que dans certains cas il n'en était pas ainsi, puisque surtout dans les ectropions légers, après une simple cautérisation le redressement était *immédiat*. Nous avons eu l'occasion de prendre à ce sujet quelques observations que nous rapportons plus loin. Il n'est pas douteux que l'action des cautérisations se soit ici exercée avant l'action cicatricielle, puisque le tissu de cicatrice ne peut se former instantanément.

D'autre part, nous avons rapporté à propos de la pathogénie, deux observations (Obs. IV où nous avons vu un ectropion non traité guérir et obs. 5 (de

Spéville) où la compression seule a amené également la guérison d'un ectropion complet) qui démontrent bien qu'il n'y a pas là une cause mécanique permanente et qu'il s'agit d'une action autre que l'action cicatricielle soit nerveuse, soit réflexe.

Cusco, toutefois, en admettant la modification de l'élément spasmodique, avait remarqué qu'il s'agissait souvent d'un effet purement nerveux et nous pensons comme lui à ce sujet mais en y ajoutant cette restriction : l'effet produit est dû à une modification de l'élément parétique et non spasmodique. En effet cet ectropion s'observe surtout chez les gens d'un certain âge qui ont plus de tendance à avoir un affaiblissement qu'une contracture. De plus le premier degré de cet ectropion est, presque toujours, le renversement de l'extrémité interne (éversion des points lacrymaux) ; or ce fait s'observe d'habitude dans la paralysie faciale.

D'ailleurs, comment admettre qu'un spasme de l'orbiculaire renverse les paupières en dehors ? Comment admettre encore qu'un spasme de l'orbiculaire puisse persister pendant un temps fort long (nous avons rapporté un cas d'ectropion datant de **25** ans. Observation VI).

Sans être d'accord avec Cusco au sujet de l'interprétation, il faut reconnaître qu'il avait bien observé qu'il y a des ectropions qui peuvent guérir par l'effet des simples excitations du traitement, sans qu'une cicatrice soit nécessaire.

Dans ces cas où il y a simplement parésie (ectropion muqueux parétique), on pourra donc se contenter de faire des cautérisations superficielles, puisqu'une simple irritation, une simple excitation de la muqueuse par le fer rouge suffisent pour ramener la contractilité musculaire et cette contractilité musculaire ne sera vraiment mise en jeu que si l'excitation se produit sur toute la hauteur de la muqueuse, c'est-à-dire si les cautérisations sont verticales. On remarque alors un redressement immédiat.

Il nous est maintenant facile d'expliquer pourquoi dans les multiples traitements qui ont été employés, on ait quelquefois obtenu des succès remarquables ; pourquoi la simple application de caustiques, en ramenant la contractilité musculaire, amenait en même temps le redressement ; pourquoi l'application du fer rouge et les cautérisations horizontales, en ne produisant pas toujours l'effet désiré, ont, dans certains cas, donné lieu à des guérisons complètes. C'est qu'alors on avait affaire précisément à cette catégorie d'ectropions qui peut guérir par une simple excitation nerveuse. L'orbiculaire des paupières, en effet, est un véritable sphincter analogue aux sphincters du rectum, du col de la vessie qui peut être influencé par l'excitation de la muqueuse qui le tapisse.

Mais à côté de ces cas, il en est d'autres où l'action des cautérisations se manifeste plus lentement et seulement lorsque la cicatrice a produit son effet. L'ectropion est alors également parétique, mais il s'y joint un certain degré de relâchement sénile ; ici

la simple excitation des fibres musculaires ne suffira
plus, il faudra surtout compter sur l'action du tissu
de cicatrice et les cautérisations devront être d'autant
plus profondes que la paralysie sera plus complète.

Il ne faut donc pas compter toujours sur cette influence excitante : le vrai but des cautérisations est
d'amener le redressement des paupières par la
rétraction cicatricielle.

Les cautérisations horizontales ne seront ici d'aucune utilité puisque, pour les raisons que nous avons
indiquées, leur action n'est pas une action de rétraction suffisante ; d'ailleurs les insuccès obtenus en
sont une preuve. Là où elles auront échoué, il suffira
de faire quelques cautérisations verticales pour
amener un tissu de cicatrices qui, agissant sur toute
la paupière, donnera vraiment cette rétraction cicatricielle qu'on croyait avoir obtenu et qui, en réalité
ne se produisait que sur une minime partie de la
muqueuse ectropionnée.

OBSERVATIONS

Nous ne rapportons pas toutes les observations que nous avons rencontré, nous nous contenterons de donner les principales, les autres n'étant que la reproduction de celles-ci.

OBSERVATION VIII

Louise C..., 51 ans, a eu il y a 6 ans un commencement d'ectropion de la paupière gauche. Aujourd'hui, l'ectropion est complet.

Il existe un larmoiement considérable avec boursouflement, et irritation de la conjonctiue palhébrale.

Opérée une première fois en juillet 1893, au moyen des cautérisations horizontales, il ne s'était produit aucune amélioration.

Un peu plus tard, quatre cautérisations verticales sont faites. Six jours après, la paupière était relevée, mais l'action cicatricielle n'étant pas définitive, on apercevait encore le point lacrymal. Quinze jours plus tard a guérison était absolue. Depuis lors, la paupière est restée relevée.

OBSERVATION IX

Elvire C..., 37 ans, se plaint de larmoiement et de

picotements dans les yeux. Nous constatons qu'il existe un peu de conjonctivite avec une éversion du canalicule de chaque côté.

Une injection est faite dans le conduit lacrymo-nasal et le liquide passe complètement.

Une seule cautérisation verticale est faite dans toute la hauteur de la paupière qui correspond au canalicule et *immédiatement* après l'opération faite dans les deux paupières, le point lacrymal s'est déjà fortement relevé et du côté gauche, il est nécessaire de faire basculer le tarse en dehors pour l'apercevoir.

Le lendemain, le larmoiement avait déjà considérablement diminué, 5 jours après, il n'existait plus.

OBSERVATION X (Personnelle).

Emilie K..., 51 ans.

Conjonctivite palpébrale et larmoiement.

Déviation de la partie interne de la paupière gauche.

Deux cautérisations verticales amènent le redressement *immédiat*, il en résulte une notable diminution du larmoiement.

Guérison complète huit jours après.

OBSERVATION XI (Personnelle).

Ernestine P..., 37 ans.

Larmoiement de l'œil droit datant de plusieurs années. Le conduit lacrymo-nasal est libre.

Il existe une légère déviation du canalicule.

Nous faisons deux cautérisations verticales et le point lacrymal *immédiatement* après l'opération regarde en dedans.

Guérison.

OBSERVATION XII

Jean B.. , 14 ans, est atteint de blépharite ulcéreuse et de conjonctivite.

Il a en même temps un ectropion considérable, que le larmoiement continuel et le boursouflement de la conjonctive, irritée et tuméfiée, contribuent à faire progresser chaque jour.

Le traitement de la blépharo-conjonctivite est fait en premier lieu, puis on pratique au thermocautère, quatre cautérisations verticales.

Le relèvement de la paupière se produit très vite, la cicatrisation est très avancée cinq jours après.

Quinze jours plus tard, on ne remarque prasque pas de trace de cicatrices, et la paupière a définitivement repris sa situation normale.

OBSERVATION XIII

Mme Marie G..., 67 ans.

Ectropion moyen de l'œil droit, avec tous les symptômes d'une paralysie faciale.

Trois cautérisations verticales amènent le relèvement complet de la paupière quinze jours après.

OBSERVATION XIV (Personnelle).

Mme J..., 48 ans, vient à la clinique se plaignant de larmoiement à peu près constant.

La malade est atteinte d'une légère paralysie du facial dont elle ne s'est jamais aperçue.

Nous constatons un léger ectropion lacrymal, et lorsque nous essayons d'abaisser la paupière, elle est flasque, lâche, et se relève très difficilement.

Pas d'obstruction du canal.

Deux cautérisations verticales a⸱⸱⸱ ⸱⸱nt huit jours après une notable amélioration. Cependant, il existe encore un peu de larmoiement. On pratique alors une nouvelle cautérisation occupant toute l'étendue de la partie interne de la paupière, c'est-à-dire commencée à la réunion de la conjonctive oculaire et palpébrale pour aboutir près du point lacrymal, et le redressement est définitif six jours après.

La paupière a repris sa contractilité musculaire.

OBSERVATION XV (Personnelle).

Sylvain C..., 71 ans, vient à la clinique avec un larmoiement abondant et des picotements dans les yeux dont il se plaint depuis trois ans environ.

En même temps que débutait le larmoiement il s'apercevait aussi que les paupières commençaient à tomber. C'est surtout depuis six mois qu'il a noté un abaissement de plus en plus considérable des paupières et actuellement on remarque un ectropion double de 45° environ.

Instillation de quelques gouttes d'un collyre au nitrate d'argent pour traiter la conjonctivite.

Puis de chaque côté, en une seule séance, on fait quatre cautérisations verticales. Quinze jours après on note une grande amélioration ; les paupières sont complètement relevées quoique encore un peu flasques.

Guérison totale trois semaines plus tard.

Nous revoyons ce même malade deux mois après ; la guérison de l'œil gauche s'est maintenue, mais il est survenu un léger larmoiement du côté droit; il y a en effet une légère déviation du canalicule.

Une raie de feu pratiquée le long de ce conduit fait, après huit jours, disparaître complètement le larmoiement.

OBSERVATION XVI (Personnelle).

Léonie F..., blanchisseuse, 47 ans, a du larmoiement de l'œil droit depuis trois ans environ.

Des douleurs survenues depuis quinze jours la décident à venir consulter.

Sur la partie interne de la paupière inférieure est un petit kyste qui existe depuis 25 ans environ.

Pas d'obstruction du canal.

En faisant regarder la malade en dedans, on remarque que le point lacrymal est dirigé en haut et que le canalicule n'adhère plus au globe oculaire.

Le kyste est enlevé ; après cicatrisation, une cautérisation verticale amène la guérison.

OBSERVATION XVII (Personnelle).

Azemilia G..., 75 ans.

Relâchement de la partie interne de la paupière droite.

Larmoiement depuis plusieurs années.

Le tiers interne est légèrement affaissé ; on distingue très nettement le point lacrymal sans faire basculer le tarse en dehors.

Dans l'œil gauche se trouve aussi une légère déviation mais moins apparente.

Le même jour, trois cautérisations sont faites sur la paupière droite, une sur la paupière gauche et déjà, après l'opération, le point lacrymal s'était relevé et regardait en haut au lieu de regarder en face.

Résultat très favorable.

OBSERVATION XVIII

Hyppolite B..., 28 ans, coiffeur est atteint de dacryocystite aiguë avec larmoiement assez abondant.

Il existe une déviation du point lacrymal à gauche.

Deux cautérisations verticales, après le traitement de la dacryocystite, suffisent à supprimer le larmoiement.

OBSERVATION XIX (Personnelle).

Armand H.., 49 ans, négociant, vient à la clinique pour des conjonctivites à répétition.

Larmoiement assez intense.

Le trajet lacrymo-nasal laisse passer l'injection.

La guérison est obtenue à l'aide de deux cautérisations verticales faites à la moitié interne de la paupière.

OBSERVATION XX (Personnelle).

Clémentine L...., 48 ans, femme de ménage, accuse depuis deux mois environ un larmoiement constant.

L'œil droit a débuté; trois semaines après l'œil gauche pleurait également.

Ce qui la décide à venir consulter, c'est que depuis quinze jours elle a remarqué des rougeurs intenses dans ses yeux avec des picotements fort pénibles qui progressent chaque jour.

Aujourd'hui elle a des douleurs circumorbitaires très vives et très fréquentes qui l'obligent à se coucher pendant la journée.

Nous remarquons une conjonctivite assez prononcée avec infiltration des paupières surtout du côté gauche.

Les points lacrymaux sont nettement déviés; ils sont même retournés en dehors; pas d'obstruction du canal.

Nous pratiquons trois cautérisations sur l'œil droit; deux sur l'œil gauche.

Le lendemain l'état est très satisfaisant; les points lacrymaux se sont relevés; le boursouflement des paupières a même à peu près disparu.

CONCLUSIONS

I. — Il y a deux variétés d'ectropion : l'ectropion aigu consécutif à des poussées congestives intenses et l'ectropion chronique qui présente différents modes de production et qu'on a divisé en : ectropion cicatriciel; ectropion lacrymal ou sénile; ectropion muqueux.

II. — Il n'y a véritablement pas d'ectropion muqueux chronique qui serait le résultat d'une action mécanique ou la conséquence des contractions du muscle orbiculaire; la condition première, nécessaire à la formation de cette affection est une parésie de l'orbiculaire.

III. — C'est une variété qu'il faut distinguer des précédentes avec lesquelles elle a été confondue. Nous appellerons cet ectropion, ectropion muqueux parétique.

IV. — Si les divers traitements qui ont été employés (fer rouge, caustiques, massage, électricité, cautérisations horizontales) ont été quelquefois couronnés de succès, c'est qu'on avait affaire précisément à cette variété d'ectropion où la simple excitation de la muqueuse suffit pour ramener la contractilité musculaire.

V. — Lorsqu'il s'agit de cas où à la parésie se joint un certain degré de relâchement sénile, le redressement de la paupière ne se fera que grâce à l'action du tissu de cicatrice. Or les cautérisations horizontales sont insuffisantes, car elles ne peuvent avoir qu'un effet très modéré sur le bord libre, n'agissant que sur une faible partie de la muqueuse ectropionnée.

VI. — Il faut dans ces cas employer les cautérisations verticales, car leur action se produit sur toute la surface de la muqueuse ; seules, elles peuvent amener une rétraction cicatricielle suffisante.

INDEX BIBLIOGRAPHIQUE

Adams (William). — Practical observations on ectropion or éversion of the eye-lids.

Albucasis. — Traité de chirurgie.

Blamberg. — Americain journal of the medical sciences (15e vol., 2e série).

Bowmans (William). — Leçons sur les parties intéressées dans les opérations qu'on pratique sur l'œil (Trad. A. Testelin, Bruxelles, 1855).

Celse. — Traité de la médecine (de Ectropio, liv. VII. Sect. 7).

Critchell (G.). — The Lancet, 1863, t. 1er.

Cruveilher (P.-E.-G.). — De l'ectropion. Thèse agrég., Paris, 1866.

Cusco. — France médicale, 1878.

Delpech. — Clinique chirurg. de Montpellier.

Denonvilliers et Gosselin. — Compendium de chirurgie.

Desmarres. — Traité thérap. et prat. des maladies des yeux, t. 1er, 1848.

Dieffenbach. — Die operative chirurgie, t. 1er, Leipzig, 1845.

Graefe (de). — Clinique ophtalmologique.

Galesowski. — Rec. d'ophtalmologie, 1875-1877.

Guy de Chauliac. — La grande chirurgie.

Jocqs. — Clinique ophtalmologique. Janvier 1895.

Mackensie (W). — Traité prat. des mal. de l'œil. Trad. sur la 4e édition par Warlomont et Testelin. Paris, 1857-1866.

Michel.. — Graefe., Saemich, t. IV.

Nivert. — De la contracture spasmodique de l'orbiculaire des paupières et de son traitement par l'incision du muscle et le bordage des paupières (Bull. géner. de thérap. de Debout. Paris, 1861, t. LXI).

Nélaton. — Pathologie chirurgicale, t. III.

Panas. — Traité des maladies des yeux, t. II.

    — Ectropion in nouv. Dict. de médec. et de chir. prat. t. XXVI, 1878.

Paré (H.). — Œuvres complètes.

Percy. — Pyrotechnie chir. prat.

Richet. — Traité prat. d'anat. médico-chirurg., p. 418.

Ripault (H.). — France médicale et Paris médical, 1895.

Scarpa. — Traité des maladies des yeux. Trad. avec notes par Bourguet et Bellanger. Paris, 1820.

Sullingo. — Bolletino di oculistica, mars 1883.

Trousseau. — Clin. médic., t. II, page 339.

    — Union médicale, 1885.

Wecker (de). — Traité d'ophtalmologie.